Anissa Zaouak
Houda Hammami
Samy Fenniche

Pustulose exantemática generalizada aguda

Anissa Zaouak
Houda Hammami
Samy Fenniche

Pustulose exantemática generalizada aguda

Toxidermia

ScienciaScripts

Cover image: www.ingimage.com

This book is a translation from the original published under ISBN 978-620-6-72092-8.

Publisher:
Sciencia Scripts
is a trademark of
Dodo Books Indian Ocean Ltd. and OmniScriptum S.R.L publishing group

120 High Road, East Finchley, London, N2 9ED, United Kingdom
Str. Armeneasca 28/1, office 1, Chisinau MD-2012, Republic of Moldova, Europe
Printed at: see last page
ISBN: 978-620-8-04199-1

ÍNDICE DE CONTEÚDOS

INTRODUÇÃO

A pustulose exantemática generalizada aguda (PEGA) é uma toxidermia rara e é uma das reacções adversas cutâneas graves ou sérias a medicamentos (RASC). Trata-se de uma reação cutânea febril eritematosa, edematosa e putular, mais frequentemente causada por medicamentos. Pode também ser devida a uma infeção viral (enterovírus: coxsackie, echovírus ou citomegalovírus), a uma substância tóxica (mercúrio) ou a um alergénio alimentar [1]. Todas as idades são afectadas. Os medicamentos mais frequentemente responsáveis são os antibióticos, como os beta-lactâmicos e a pristinamicina [2-7]. A PEAG é um modelo de hipersensibilidade retardada a medicamentos mediada por linfócitos T CD8 [3,4]. O início desta toxidermia é curto, variando de algumas horas a alguns dias [2]. O diagnóstico desta dermatose é baseado em critérios clínicos e paraclínicos. Estes critérios foram validados por uma pontuação estabelecida em 2001 pelo grupo de estudo europeu SCAR (EuroSCAR) [4]. Clinicamente, o PEAG manifesta-se como um eritema edematoso vermelho vivo, por vezes escarlatiniforme, que cobre o tronco, os membros e, em particular, as pregas axilares e inguinais. Esta reação cutânea rara é clinicamente grave e pode ser confundida com outras reacções cutâneas que podem levar ao aparecimento de pústulas, como a psoríase pustulosa generalizada, a vasculite pustulosa, a síndrome de hipersensibilidade a medicamentos (síndrome DRESS), a síndrome de Lyell e a necrólise tóxica epidérmica.A recuperação é rápida, em uma a duas semanas, sem qualquer tratamento específico, frequentemente após a descontinuação do medicamento responsável. [4-6,13]. O prognóstico para este tipo de toxidermia é frequentemente bom [4,13,14]. Poucos estudos tunisinos se debruçaram sobre esta dermatose rara e potencialmente grave, daí o interesse deste estudo retrospetivo, monocêntrico e descritivo realizado no Serviço de Dermatologia do Hospital Habib Thameur em Tunes ao longo de 14 anos (janeiro de 2008-dezembro de 2021). O objetivo deste estudo é examinar as caraterísticas epidemiológicas, clínicas, terapêuticas e evolutivas da pustulose exantemática generalizada aguda induzida por medicamentos.

MÉTODOS

1. Tipo de estudo

Este é um estudo descritivo retrospetivo de todos os casos de pustulose exantemática generalizada aguda acompanhados no Serviço de Dermatologia do Hospital Habib Thameur em Tunes durante um período de 14 anos, de janeiro de 2008 a dezembro de 2021.

2. População do estudo

2.1. Critérios de inclusão :

Durante o período do estudo, foram investigados 30 casos de suspeita de PEAG. recolhidos. Incluímos no nosso estudo todos os casos que cumpriam os critérios de diagnóstico de PEAG estabelecidos pelo grupo de estudo EuroSCAR para a suspeita de PEAG.

2.2. Critérios de não-inclusão

Não incluímos os doentes que apresentavam uma erupção cutânea eritemato-pustulosa secundária a outra causa.

Tabela I: Critérios PEAG revistos de acordo com o grupo de estudo EuroSCAR [4,5]

Lesões cutâneas	
Pústulas	Típico* +2
	Compatível** +1
	Não avaliável*** 0
Eritema	Típico* +2
	Compatível** +1
	Não avaliável*** 0

Distribuição	Típico* +2
	Compatível** +1
	Não avaliável*** (*)0
Descamação pós-pustular	Sim+1
	Não ou não avaliável 0
Outros sinais	
Lesões das mucosas	Sim-2
Início súbito <10 dias	Não0
	Sim0
	N.º 2
Cura < 15 dias	Sim0
Febre > 38°C	N.º 2
	Sim+1
PNN > 7000 elementos/mm3	Não0
	Sim+1
	Não0
Histologia	
Outra doença	-10
Não representativa ou sem biópsia	0
Exocitose de neutrófilos	+1
Pústula não espongiforme, com edema De derme papilar ou pústula espongiforme sem edema da derme	+2
Pústula espongiforme com edema da derme papilar	+3

*Típico: Uma dúzia de pequenas pústulas com menos de 5 mm de diâmetro, não foliculares.

** compatível: pústulas não típicas que não sugerem fortemente outro diagnóstico.

*** não avaliável: o aspeto não pode ser avaliado [fase tardia da doença].

A pontuação obtida através desta tabela é interpretada da seguinte forma Pontuação ≤ 0: Caso não considerado um caso de AEP. Pontuação entre 1 e 4: PEAG possível. Pontuação entre 5 e 7: PEAG provável. Pontuação entre 8 e 12: PEAG certa.

2.2. Critérios de exclusão

Excluímos :

- Dossiês com informações em falta que não podem ser utilizadas para calcular a pontuação EuroSCAR.
- Doentes com uma pontuação EuroSCAR inferior a 1.

3. Recolha de dados

O instrumento de investigação utilizado no estudo foi uma ficha de informação pré-estabelecida, na qual foram registados dados epidemiológicos, clínicos, para-clínicos, terapêuticos e evolutivos. Esta informação foi recolhida dos processos clínicos dos doentes.

3.1. Dados epidemiológicos

- A idade, o sexo e o endereço do doente.

- História pessoal:

- Médico: atopia, alergias a medicamentos

- Cirúrgico

- História familiar

3.2. Dados

- A história da doença, o modo de aparecimento e a duração do curso da sintomatologia

- Cronologia do aparecimento de sinais cutâneos em relação à ingestão de medicamentos

- Primeiro episódio ou recorrência.

3.3. Dados do exame físico

- Sinais gerais: estado geral, temperatura, estado de hidratação, etc.

- Sinais cutâneos: lesões elementares (pústulas, máculas, erosões), ..., o número de lesões e a sua topografia.

- Sinais pleuropulmonares: ritmo respiratório, presença de rales...

- Sinais cardiovasculares: ritmo cardíaco, tensão arterial, etc.

- Sinais abdominais: hepatomegalia, esplenomegalia, etc.

-Sinais articulares ou musculares

3.4. Dados das consultas especializadas :

- Consulta de farmacovigilância

3.5. Dados paraclínicos :

Ensaios biológicos :

- Hemograma (CBC)

- Velocidade de sedimentação (VS), proteína C reactiva (CRP), fibrinogénio, eletroforese de proteínas (EPP).

- Transaminases (ASAT/ALAT), Fosfatase alcalina (PAL), Gamaglutamiltransferase (γGT), Bilirrubina total e direta.

- Ionograma sanguíneo, creatinina.

- Exames radiológicos: radiografia do tórax.

3.6. Estudo anatomopatológico :

O exame histopatológico das lesões revela pústulas intra-epidérmicas e/ou subcorneanas, frequentemente multiloculares e espongiformes, associadas a edema da papila dérmica com um infiltrado de neutrófilos e, menos frequentemente, de eosinófilos (um terço dos doentes).

3.7. Dados do inquérito sobre farmacovigilância: pontuação de imputabilidade dos medicamentos :

No nosso estudo e nas investigações de farmacovigilância efectuadas pelo centro nacional de farmacovigilância, a imputabilidade dos medicamentos é avaliada pela pontuação de Bégaud (método francês de imputabilidade dos medicamentos) [16].

3.8. Dados terapêuticos :

Tratamentos locais: cremes calmantes, dermocorticóides.

Tratamentos sistémicos: corticosteróides sistémicos.

3.9. Evolução :

Duração do acompanhamento após o diagnóstico.

Evolução: recidiva, cura, progressão para psoríase pustulosa.

4. Hardware informático e análise estatística :

Os dados para o nosso estudo foram introduzidos utilizando o Excel 2010 e analisados utilizando o SPSS 20.

5. Pesquisa bibliográfica :

Utilizámos os seguintes motores de busca para esta investigação: PubMed e Google Scholar e os sítios Web Science direct, clinicalkey e Embase. As palavras-chave utilizadas foram : Pustulose, exantemática, aguda, generalizada, toxidermia.

6. Considerações éticas e conflito de interesses :

Não temos conflitos de interesses a declarar. Durante a realização deste trabalho, o anonimato foi respeitado para evitar quaisquer problemas éticos.

RESULTADOS

1. Epidemiologia :

1.1. Impacto :

A incidência de pustulose exantemática generalizada aguda foi estimada em 0,9 casos/10000 consultores do nosso serviço/ano.

1.2. Idade :

No nosso estudo, a média de idade foi de 44,7 anos, com extremos que variaram de 7 a 85 anos.

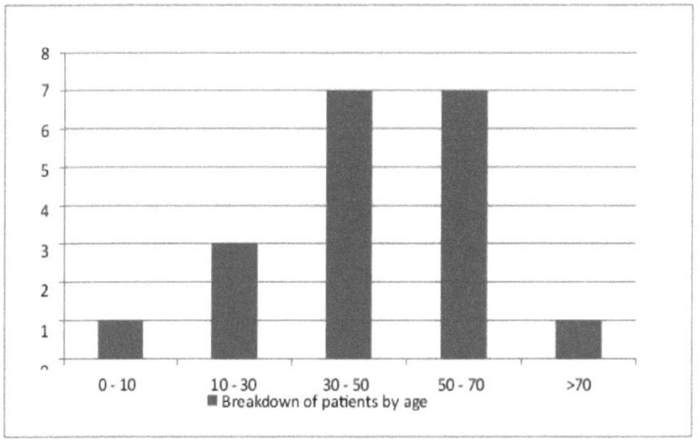

Figura 1: Distribuição etária dos doentes

1.3. Género :

No nosso estudo, os doentes dividiam-se em 15 mulheres e 4 homens, o que corresponde a um rácio entre os sexos M/F de 0,26.

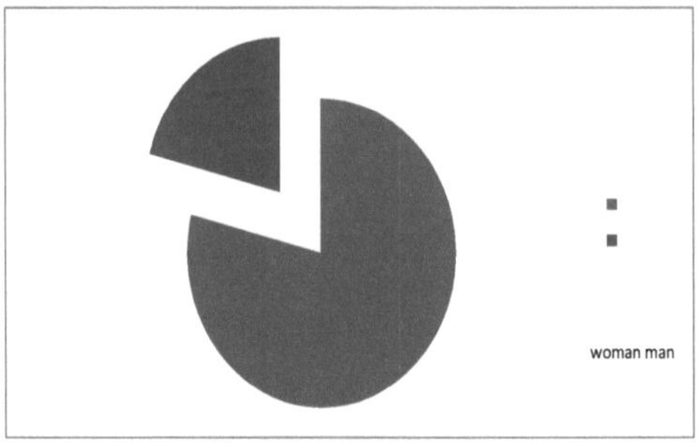

Figura 2: Repartição dos doentes por género

1.4. Repartição dos doentes por idade e sexo :

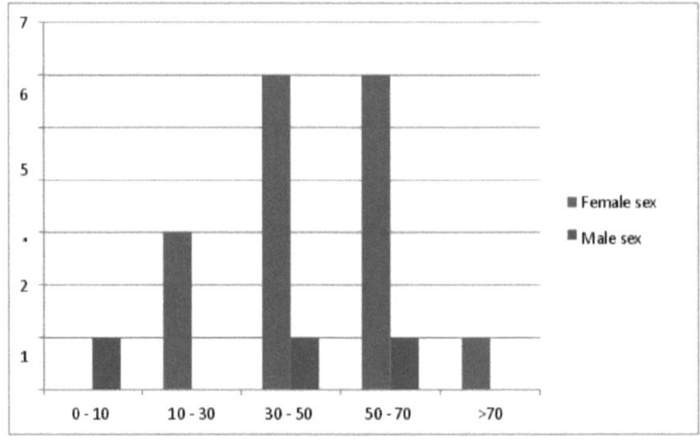

Figura 3: Repartição dos doentes por idade e sexo

1.5. Inquérito ao local

1.5.1. História patológica

Foram registados os antecedentes pessoais e familiares de cada doente. Dez doentes tinham antecedentes patológicos, incluindo um com diabetes tipo 2 associada a hipertensão arterial (Quadro I).

Quadro II: Antecedentes patológicos dos doentes do nosso estudo:

História pessoal	Número de casos
Psoríase em placas	2
Diabetes tipo 2	1
Hipertensão	3
Doença celíaca	1
Epilepsia	1
Retardo mental	1
Lipoma subcutâneo	1
Micose do couro cabeludo	1

1.5.2. Atopia

Apenas um doente tinha um historial de alergias. Ele sofria de rinite alérgica.

1.5.3. Hipersensibilidade a medicamentos

Um único doente com erupção cutânea maculopapular a antibióticos betalactâmicos apresentava antecedentes de hipersensibilidade a medicamentos.

2. Estudo clínico :

2.1. Sinais funcionais e gerais :

O estado geral foi preservado em 18 doentes. Um doente apresentou um choque hipovolémico. Foi registada febre superior a 38°C em 16 dos 19 doentes. A artromialgia foi registada em 3 dos 19 casos. Prurido de intensidade variável, aparecendo ao mesmo tempo que a doença, foi registado em 7 doentes (36%).

2.2. Sinais cutâneos :

2.2.1. Tempo médio até ao início da atividade

O prazo médio de entrega é de 5,7 dias (variando de 1 a 21 dias).

2.2.2. Aspeto clínico da pustulose exantemática aguda :

Nos nossos doentes, a apresentação clínica caracterizou-se pelo aparecimento abrupto de um eritema em lençol edematoso difuso, rapidamente (em poucas horas ou dias) coberto por um conjunto de inúmeras pústulas superficiais, estéreis, não foliculares, com menos de 5 mm de diâmetro, predominando no tronco e nas pregas axilares e inguinais. O envolvimento cutâneo foi isolado em 13 doentes e mucoso em 6 doentes (4 casos de queilite, uma erosão da língua e uma ulceração genital). Foi observada descamação pós-pustular num caso.

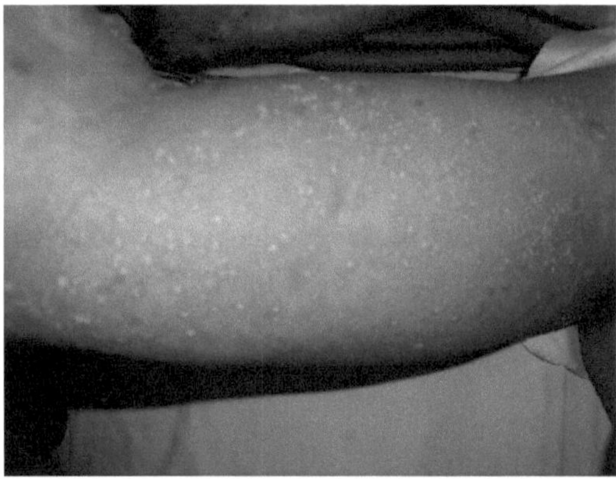

Figura 4: Erupção cutânea eritemato-edematosa e pustulosa extensa (caso n.º 11)

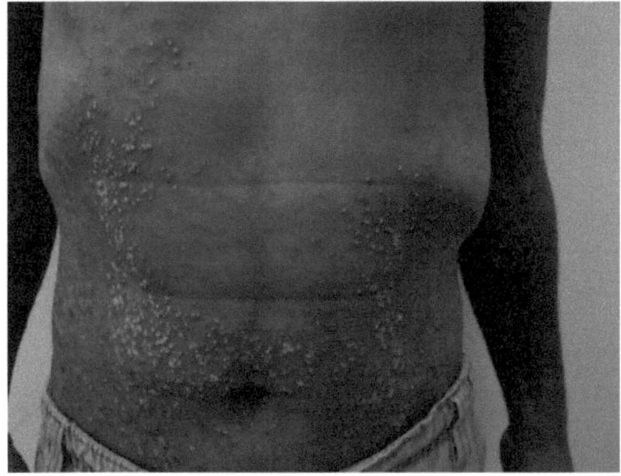

Figura 5: Placas eritemato-edematosas pontilhadas com múltiplas pústulas não foliculares (caso 5)

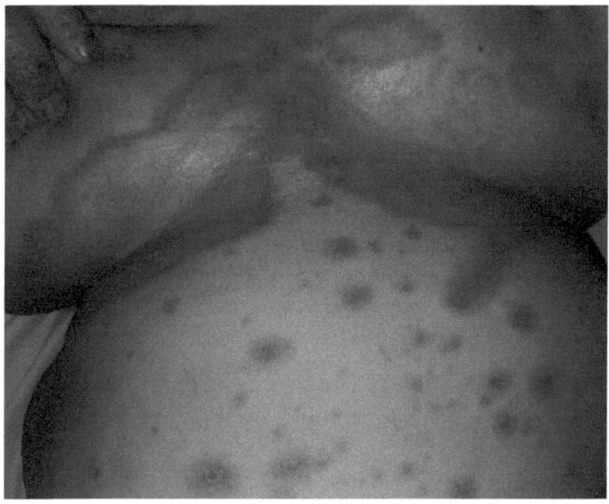

Figura 6: Pregas eritematosas com pústulas periféricas e lesões cocardiformes no tronco (caso 8).

2.2.3. Localização das lesões :

A distribuição da erupção cutânea eritemato-pustulosa era típica em todos os casos. O envolvimento palmo-plantar foi observado apenas num caso. O envolvimento da face foi registado em dois casos.

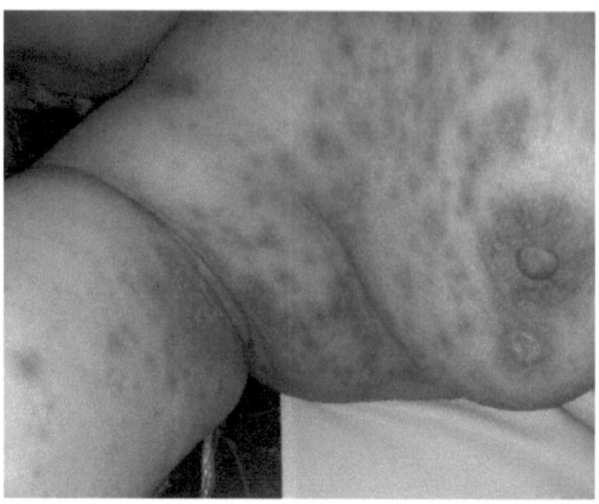

Figura 7: Envolvimento preferencial das pregas principais (caso 8)

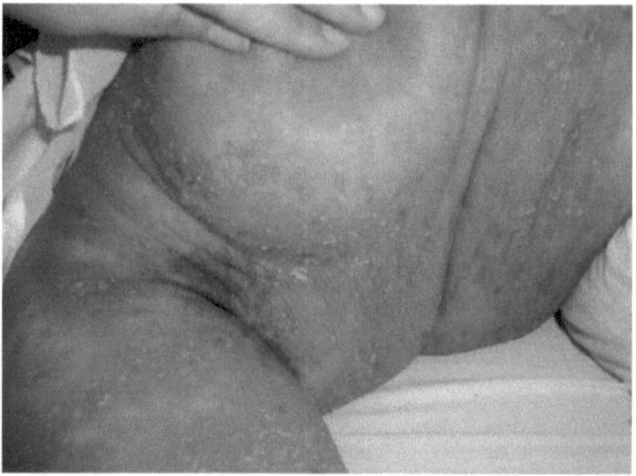

Figura 8: Placas eritematosas pustulares das axilas (Caso 2)

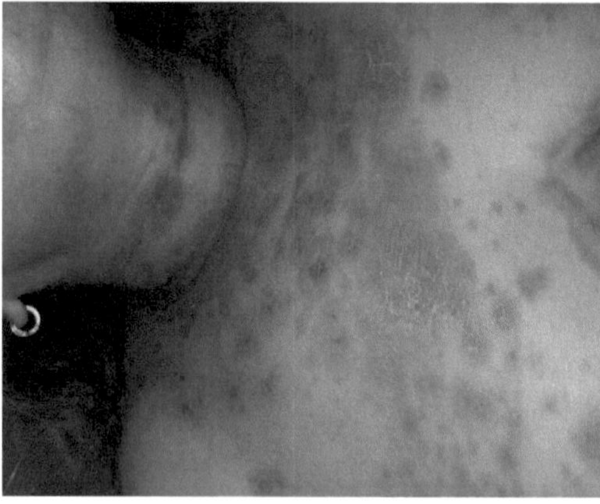

Figura 9: Placas eritematosas no pescoço e no decote (caso 6)

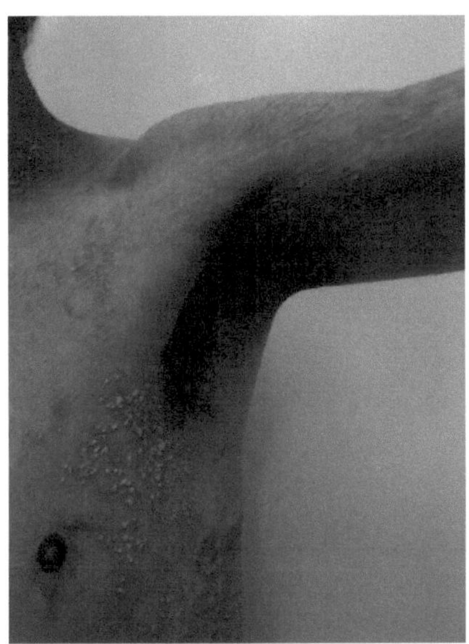

Figura 10: Placas eritematosas pustulosas das axilas (caso 5)

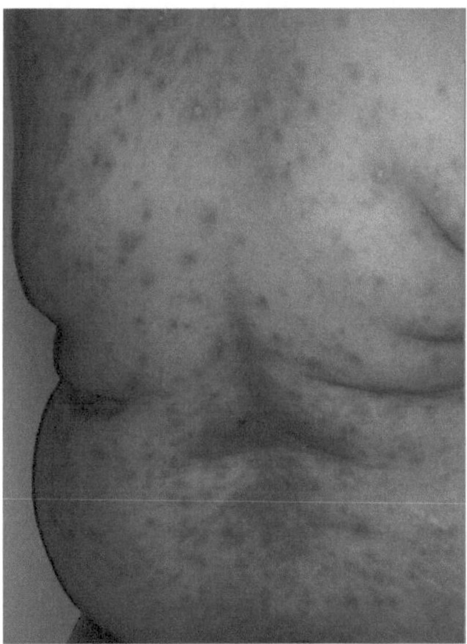

Figura 11: Grandes placas eritematosas no tronco (caso 4)

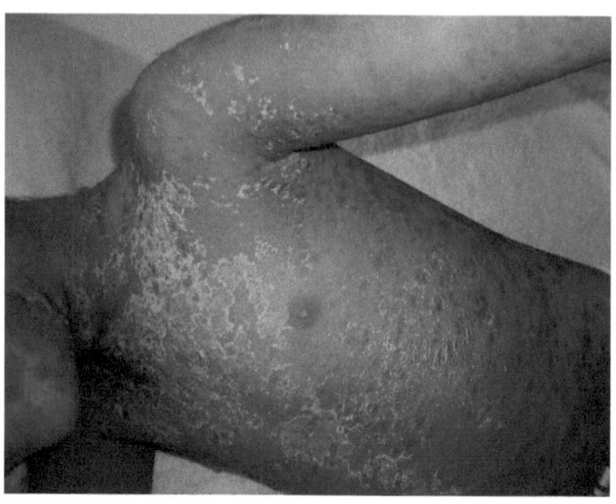

Figura 12: Placas eritematosas difusas do tronco cobertas por uma descamação (caso 10)

Tabela III: Localização das placas eritematosas e pustulosas nos nossos doentes

Aparecimento de pústulas e eritema	Número de casos	Percentagem (%)
Típico	19	100
Distribuição das placas eritemato-pustulosas		
Difusão	19	100
Tronco e membros	18	94
Dobras grandes	19	100
Rosto	2	10
Palmas das mãos e plantas dos pés	1	5

2.3. Envolvimento das mucosas :

Foi observado envolvimento das mucosas em 6 doentes (4 casos de queilite, erosão da língua em dois casos e ulceração genital num doente).

2.4. Envolvimento sistémico :

A adenopatia cervical estava presente em dois casos. Foi observado um caso de choque hipovolémico num doente.

3. Testes adicionais:

3.1. Controlo biológico

3.1.1. Contagem sanguínea

Foi efectuado um hemograma completo (CBC) em 18 doentes e os glóbulos brancos variaram entre 5 700 e 30 300 células/mm^3 . Em 13 doentes (68% dos casos), foi registada uma hiperleucocitose de neutrófilos superior a 7000 neutrófilos/mm^3 . Esta hiperleucocitose estava associada a hipereosinofilia superior a 500 elementos/mm^3 em 8 casos (42%).

3.1.2. Análises hepáticas e renais

As provas de função hepática foram efectuadas em 17 casos e não revelaram citólise ou colestase. Foi efectuada uma avaliação renal em 17 casos e nenhum doente apresentava insuficiência renal. uma perturbação desta última.

3.2. Controlo radiológico

Foram efectuadas radiografias do tórax em todos os doentes, mas as seguintes não revelaram qualquer pleurisia.

4. Cronologia do aparecimento da lesão em relação à ingestão de drogas :

O aparecimento de lesões cutâneas variou de um a 21 dias.

5. Medicamentos implicados na génese da PEAG :

Os principais fármacos incriminados na génese da pustulose exantemática generalizada aguda foram o paracetamol em 6 casos, a terbinafina em 4 casos, os antibióticos em 2 casos, um antiepilético em 1 caso e um antidepressivo em 1 caso. 3 casos, seguidos de anti-histamínicos (antiH2) em 1 caso, relaxantes musculares em 1 caso e hidroxizina em 1 caso.

Quadro IV: Fármacos implicados na pustulose exantemática generalizada aguda nos nossos doentes

Droga ilícita	Número de casos
Paracetamol	6 casos
Terbinafina	4 casos
Antibióticos	2 casos
Amoxicilina	1 caso
Pristinamicina	1casa
Antiepilépticos	3 casos
Benzodiazepina	1 caso
CARBAMAZEPINA	2 casos
Um relaxante muscular	1casa
Um anti H2	1 caso
Hidroxizina	1 caso

Um dos nossos doentes teve PEAG secundário a uma picada de aranha.

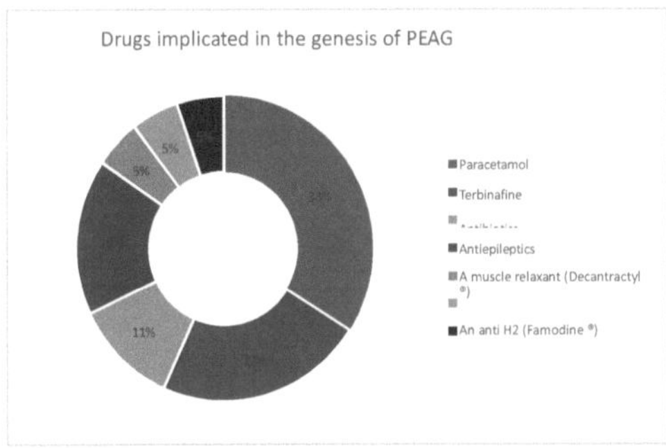

Figura 13: Fármacos implicados na génese da PEAG

6. Exame histopatológico :

Foi efectuada uma biopsia cutânea em 18 casos (94%). Os aspectos histológicos foram favoráveis à PEAG em todos os casos. Este exame revelou pústulas intra-epidérmicas e/ou sub-corneanas, frequentemente multiloculares e espongiformes, associadas a edema da papila dérmica com infiltrado de neutrófilos e, menos frequentemente, de eosinófilos (metade dos doentes). Estes aspectos são apresentados e detalhados nas Figuras 14 e 15.

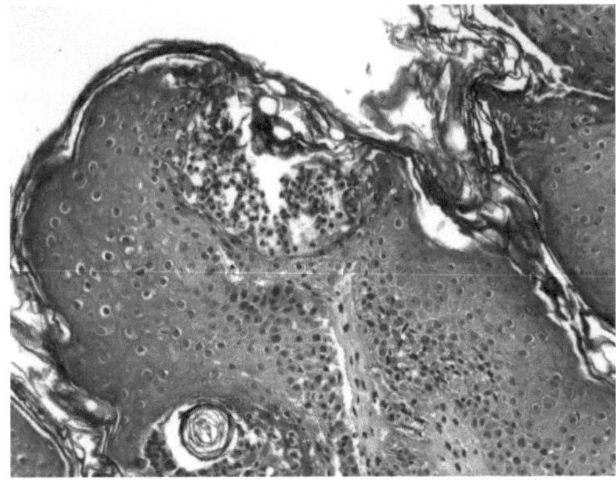

Figura 14: Pústulas intra-epidérmicas com neutrófilos e eosinófilos (HEX100)

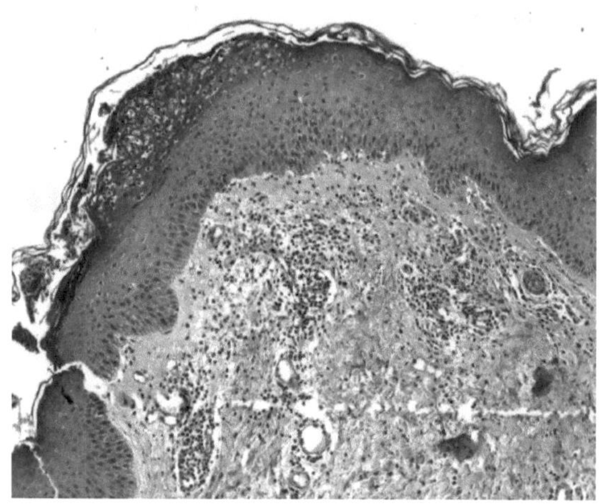

Figura 15: Pústula multilocular intra-epidérmica. A derme superficial contém um infiltrado perivascular moderado de linfócitos e eosinófilos (HE x100).

7. Investigação de farmacovigilância e pontuação de imputabilidade :

Nos nossos doentes, a pontuação de Bégaud variou entre I3 provável em 10 doentes e I4 muito provável em 9 doentes.

8. Investigações alergológicas :

Na nossa série, apenas um doente realizou testes de contacto com medicação (reatividade à terbinafina). Nenhum doente efectuou um teste de provocação oral.

9. Tratamento :

Este quadro resume os tratamentos efectuados pelos nossos pacientes na nossa série.

Tabela V: Tratamentos recebidos pelos pacientes

Tratamento recebido	Número de pacientes
Terapia geral com corticosteróides e dermocorticóides	2 pacientes
Cremes calmantes e dermocorticóides	7 pacientes
Anti-sépticos e dermocorticóides	6 pacientes
Anti-histamínicos e dermocorticóides	5 pacientes

10. Evolução :

Todos os nossos doentes evoluíram inicialmente bem com o tratamento local e/ou geral num prazo médio de 7 dias. No entanto, 3 doentes tiveram uma recaída e evoluíram para psoríase pustulosa generalizada após um atraso de um a dois meses. Um destes doentes não foi objeto de um inquérito de farmacovigilância. Na nossa série, 16 doentes consultaram a partir do 1° episódio e 3 doentes consultaram durante o 2° episódio de PEAG. Os nossos doentes recuperaram sem sequelas.

11. Quadro de síntese :

Quadro VI: Quadro resumo de todas as observações

Doente	Idade (anos)	Género	Episódio do PEAG	Prazo de entrega aparecimento da erupção cutânea	EuroSCAR	Droga ilícita	Pontuação imputabilidade (Bégaud et al)
1	28	F	1er	4 j	10	Paracetamol	I3
2	56	F	1er	15	9	Terbinafina	I4
3	27	F	1er	4	11	Atarax	I3
4	54	H	1º	2	10	Pyostacin	I4
5	48	H	1º	2	11	Aspegic/Paracetamol	I3
6	51	F	1º	4	10	Amoxicilina	I4
7	31	F	2.o	5	10	Carbamazepina	I4
8	49	F	1º	1	11	Picada de aranha	I3
9	56	F	1º		10	Paracetamol	I4
10	7	H	1º	6	9	Terbinafina	I4
11	52	F	1º	20	12	Terbinafina	I4
12	44	F	2.o	1	11	Paracetamol	I4
13	42	F	1º	21	9	Famodine	I3
14	39	F	1º	4	8	Carbamazepina	I3
15	21	F	1º	2	9	Paracetamol	I3
16	85	F	1º	6	9	Paracetamol	I4
17	58	H	2.o	3	12	Descontracto	I3
18	55	F	1º	7	9	Terbinafina	I3
19	48	F	1º	3	18	Clobazam	I3

DISCUSSÃO

1. Revisões do nosso estudo :

O nosso estudo relata as principais caraterísticas clínicas da pustulose exantemática generalizada aguda, uma toxidermia rara e grave. Pode afetar homens e mulheres, adultos e crianças. Na nossa série, os fármacos incriminados na génese da pustulose exantemática generalizada aguda foram essencialmente os antibióticos e o paracetamol. Esta toxidermia deve ser diferenciada de outras dermatoses que podem levar ao aparecimento de pústulas, como a psoríase pustulosa generalizada e a vasculite pustulosa, bem como de toxidermias com prognóstico grave, como a síndrome de hipersensibilidade a fármacos (DRESS), a síndrome de Lyell e a necrólise epidérmica tóxica. As limitações do nosso estudo foram essencialmente o pequeno número de doentes (19), explicado pela raridade deste tipo de toxidermia, e o facto de não terem sido realizados testes de remendo de forma sistemática.

2. Epidemiologia :

2.1. Impacto :

2.1.1. Incidência a nível mundial :

Pouco se sabe sobre a incidência de PEAG a nível mundial. Pensa-se que está subestimada, dada a rápida resolução desta dermatose. Machet et al [21] referem uma incidência de 1 a 5 casos por milhão de habitantes por ano. Este facto foi também confirmado no estudo Sidoroff em 2012 [22]. Segundo Barbaud et al [23], a PEAG representa 1% da toxidermia. Um estudo efectuado no Hospital Universitário de Fez entre 2008 e 2013 concluiu que a PEAG representa 4,1% de toda a toxidermia.

2.1.2. Incidência na Tunísia :

Na Tunísia, a incidência de CAEG não é bem conhecida. De acordo com um estudo retrospetivo efectuado no departamento de dermatologia do Hospital Habib Thameur durante um período de dois anos entre 2002 e 2004, representa 14,3% de toda a toxidermia [24]. Este valor foi confirmado por outro estudo realizado no departamento de dermatologia do Hospital La Rabta em Tunes por Kort et al [21] durante um período de 15 anos entre 1992 e 2007, que estimou a frequência de CAEP em 14,6% de todas as toxidermias.

2.2. Idade :

A PEAG pode afetar todos os grupos etários, com predominância em adultos jovens. A idade média dos nossos doentes foi de 44,7 anos. Quase 1/3 dos doentes (6/19) tinham idades compreendidas entre os 30 e os 50 anos. No entanto, todas as idades foram afectadas, desde crianças (uma criança de sete anos na nossa série) a idosos (um doente de 85 anos na nossa série). Na literatura, a CAEP raramente afecta crianças [22,23]. No estudo tunisino de Kort et al, a idade média foi próxima da nossa. Foi de 40,9 anos, com extremos variando de 19 a 81 anos [21].

2.3. Género :

Na nossa série, o rácio entre os sexos M/F foi de 0,26. Este facto está de acordo com vários estudos que têm demonstrado um claro predomínio do sexo feminino na evolução da GEP [6,8,24-26]. De facto, segundo alguns autores, a frequência pode chegar a três mulheres por cada homem [25]. Esta predominância pode ser explicada por vários factores, em particular factores hormonais (pensa-se que os estrogénios desempenham um papel imunoestimulante).

2.4. Levantamento do local :

2.4.1. Atopia :

Apenas um doente tinha um historial de alergias. Ele tinha rinite alérgica. Nas várias séries da literatura, as associações com patologias atópicas são raramente relatadas durante a GEP [21]. Quatro casos de 22 foram relatados na série de Mebazaa [27].

2.4.2. Hipersensibilidade a medicamentos :

A noção de hipersensibilidade prévia a fármacos em doentes com PEAG já foi relatada na literatura, com proporções muito variáveis de um estudo para outro. Na série de Chang et al [7], 38% dos doentes tinham história de hipersensibilidade a fármacos e nenhum na série de Guevara-Gutierrez [28]. Na série de Mebazaa et al, a percentagem foi de 9%.

3. Patogénese da PEAG

3.1. Fisiopatologia da PEAG :

É é uma reação imunológica de reação (tipo IV da classificação de Gell e Coombs), mediada por linfócitos T e PNNs. Após a ingestão de um medicamento, as células apresentadoras de antigénios activam os linfócitos T apresentando a molécula do medicamento no gânglio linfático (fase 1). Os linfócitos T multiplicam-se então e migram para a pele (fase 2), onde são recrutados a partir da derme e da epiderme (fase 3). Em seguida, migram especificamente para a epiderme, onde os queratinócitos são mortos pelas células T. predominantemente CD8, bem como CD4 [29]. São então observados mecanismos que incluem a perforina e a granzima B pré-formadas nos grânulos dos linfócitos T e dos assassinos naturais e, num grau variável, reacções do tipo Fas-ligando (fase 4) [29-32]. Esta destruição celular leva progressivamente à destruição dos tecidos e à formação de vesículas subhorn (fase 5), que são inicialmente preenchidas por linfócitos T (principalmente CD4). Estes linfócitos segregam IL-8, GM-CSF e outras citocinas, atraindo neutrófilos e, por vezes, eosinófilos através da derme para a epiderme (fase 6). Os neutrófilos enchem as vesículas, transformando-as em pústulas (fase 7) [11,23,33].

3.2. Factores de predisposição genética :

Foi sugerida uma predisposição genética, com um aumento significativo de certos antigénios HLA de classe I (fenótipo HLA-B51) e de certos antigénios HLA de classe II (fenótipos HLA-DR 11 e HLA-DQ3) [34]. No entanto, não parece existir qualquer ligação entre o tipo de medicamento responsável pelo PEAG e o fenótipo HLA [35]. Além disso, vários autores sugeriram que a mutação do gene que codifica o antagonista do recetor da IL-36 (IL36Ra), já descrita na PPG, pode predispor os indivíduos a desenvolver PEAG, dadas as semelhanças clínicas e histológicas entre as duas condições [36-37]. No entanto, são necessários estudos em maior escala para identificar outras vias de sinalização que possam estar envolvidas na determinação desta condição.

4. Estudo clínico :

4.1. Aspeto clínico :

O quadro clínico foi típico em todos os casos, com o aparecimento súbito de uma erupção cutânea eritemato-edemato-pustulosa associada a febre em 13 casos. A febre estava geralmente presente e era alta, variando de 38°C a 40°C [8,13,30]. Em alguns casos, pode estar ausente ao exame [23]. O prurido foi registado em 7 casos. A presença de prurido é bastante típica e tem sido frequentemente registada na maioria das séries de estudos [14,24,38]. Foi observada artromialgia em 3 casos, adenopatia cervical em 2 casos, edema facial em 1 caso e choque em 1 caso. O estado geral é frequentemente bem preservado durante a CAEG [4,9,13,24]. No entanto, têm sido registados casos de GEP com um estado muito alterado [39-40], havendo mesmo casos de morte em situações extremas [28]. No estudo de Kort et al [21], 14 doentes (63,6%) tinham febre superior a 38ºC e um deles apresentava alteração do estado geral com necessidade de tratamento hospitalar em unidade de cuidados intensivos. Sete doentes (31,8%) apresentavam prurido de intensidade variável que surgiu em simultâneo com o envolvimento cutâneo. Na série de Frioui et al [41], foi observada pleurisia bilateral num doente.

4.2. Sede social :

Na nossa série, a localização mais frequente foi o tronco e/ou os membros (19 casos). O envolvimento das grandes pregas foi observado em todos os casos. Este facto foi confirmado em várias séries da literatura [7,10,30,42]. O envolvimento da face foi observado em 2 casos e das palmas das mãos e plantas dos pés num único caso. Não se registou envolvimento do couro cabeludo. A erupção cutânea era generalizada em todos os casos. Na série de Alniemi et al [6], o exantema era difuso em 96% dos casos e limitado às pregas em 4%. Na série estudada no centro de farmacovigilância entre 2000 e 2016, o envolvimento foi generalizado em 38 casos e localizado em dois pacientes [43]. O envolvimento das mucosas foi observado em 6 doentes, com queilite em 4 casos, ulceração da língua em dois casos e ulceração genital num caso. Na literatura, o envolvimento da mucosa é observado em cerca de 20% dos casos e é geralmente limitado a um único local, sendo o mais comum a mucosa bucal [6,7,24,42,44,45]. Este envolvimento está associado ao envolvimento cutâneo e pode ser oral, com lesões erosivas da boca, língua e lábios [8,42], ou mais raramente genital, com lesões erosivas [17]. Casos raros de envolvimento ocular, como conjuntivite, também foram relatados na literatura [8,21].

4.3. Testes adicionais :

4.3.1. Biologia :

A biologia revelou neutrofilia em 13 casos e hipereosinofilia em 8. De acordo com o estudo EuroSCAR, a neutrofilia é um dos critérios para a PEAG [17,32]. A eosinofilia é observada em cerca de um terço dos casos [3,14,44].

Nenhum doente apresentava uma perturbação do equilíbrio renal ou hepático. Na série tunisina de kort et al [21], a citólise hepática estava presente em dois casos, a colestase hepática num caso e a citólise associada à colestase hepática em dois casos. A insuficiência renal funcional estava presente em dois casos. Na série de Frioui et al [41], os exames biológicos revelaram neutrofilia em 19 casos, hipereosinofilia em 8 casos, citólise hepática em 4 casos e colestase em 2 casos.

4.3.2. Histologia :

Foi efectuada uma biopsia cutânea em 18 casos (94%). Os aspectos histológicos foram favoráveis à PEAG em todos os casos. Este exame revelou pústulas intra-epidérmicas e/ou sub-córneas, frequentemente multiloculares e espongiformes, associadas a edema da papila dérmica com um infiltrado de neutrófilos e, menos frequentemente, de eosinófilos (metade dos doentes). Estes resultados estão de acordo com os dados da literatura, nomeadamente o estudo multicêntrico de Halevy et al que incluiu 102 casos, tornando-se a maior série a estudar os diferentes aspectos histopatológicos encontrados na PEAG [44] e a série de Frioui et al [41].

5. Diagnóstico :

5.1. Diagnóstico positivo :

Todos os casos de PEAG são diagnosticados de acordo com os critérios do grupo EURO-SCAR. A classificação do grupo **Euro-SCAR** baseia-se em critérios clínicos, evolutivos e histológicos, facilitando a diferenciação da PEAG de dermatoses clinicamente e/ou histologicamente semelhantes, como a psoríase pustulosa [3,46]. O diagnóstico de PEAG é excluído se a pontuação for menor ou igual a 0, possível se estiver entre 1 e 4, provável entre 5 e 7 e certo entre 8 e 12 [4,5]. A maioria dos estudos recentes sobre a PEAG adoptou esta classificação. No nosso estudo, utilizando os critérios do grupo EuroSCAR, o diagnóstico de PEAG foi certo em todos os doentes.

5.2. Investigações alergológicas :

Se se suspeitar de uma reação alérgica e não for possível tomar uma decisão apenas com base no interrogatório, é essencial uma avaliação alergológica, especialmente quando o medicamento em questão é essencial ou frequentemente prescrito, ou seja, quando a simples evicção não é uma opção. O teste de provocação continua a ser o padrão de ouro para o diagnóstico etiológico, mas raramente é efectuado devido à sua natureza potencialmente perigosa. Os testes cutâneos na PEAG são um método de diagnóstico prático para determinar o fármaco responsável. Os testes de remendo devem ser realizados no local previamente afetado pela EPF, especialmente se estiverem envolvidas várias moléculas [30,31]. De acordo com as recomendações da Sociedade Europeia de Dermatite de Contacto, os testes de contacto podem ser realizados com o medicamento na sua forma comercializada, diluído a 30% em vaselina. Por conseguinte, os testes de contacto podem ser sugeridos como uma investigação de primeira linha no GEP, dado que se trata de um procedimento fácil e frequentemente bem tolerado, com uma sensibilidade relativamente boa [9,18,47,48,49]. Na nossa série, apenas um doente efectuou testes cutâneos para identificar o medicamento suspeito.

5.3. Diagnóstico diferencial :

5.3.1. Psoríase pustulosa generalizada de Von Zumbusch (PPG)

Este é o principal diagnóstico diferencial da PEAG. O quadro VII resume as diferenças entre a GEP e a PPG.

Quadro VII: Principais critérios para diferenciar um GEP de um GPP [30].

Critérios	PEAG	PPG
História da psoríase	Geralmente inexistente	Frequentemente presente
Noção de ingestão recente de medicamentos	Muito frequente	Menos frequente
Distribuição das lesões	Inicialmente predominante nas dobras	Mais difuso
Tamanho das pústulas	Minúsculo (cabeça de alfinete	Maior
Artrite associada	Artrite associada	Cerca de 30%.
Histologia	Necrose dos queratinócitos, edema Derme papilar, vasculite, exocitose de NEPs	Papilomatose, acantose, vasos enrolamento.
Tempo de recuperação	Rápida (frequentemente <15 dias)	Mais tempo

5.3.2. Outros :

A síndrome de hipersensibilidade aos medicamentos ou síndrome DRESS, a síndrome de Lyell ou necrólise epidérmica tóxica (TEN) e a pustulose infecciosa podem constituir um diagnóstico diferencial com a PEAG.

6. Tratamento e evolução :

Na nossa série, para além da interrupção do fármaco causador, foi prescrito tratamento sintomático. A terapia local com corticosteróides foi prescrita em 19 pacientes. Foram prescritos fármacos anti-H1 em 5 doentes. Emolientes foram prescritos em 7 pacientes. Foram prescritos banhos anti-sépticos em 6 doentes. A terapêutica geral com corticosteróides foi indicada em 2 doentes devido à gravidade do quadro clínico (prednisona na dose de 1mg/kg/d para um e 0,5 mg/kg/d para o outro, com redução gradual). Todos os nossos doentes evoluíram inicialmente bem com o tratamento local e/ou geral num prazo médio de 7 dias. No entanto, 3 doentes tiveram uma recaída e evoluíram para psoríase pustulosa generalizada. Na literatura, o curso desta toxidermia é frequentemente favorável [24,30,50] e a recuperação é geralmente obtida em menos de 15 dias após a interrupção do medicamento responsável [17,24,50]. A hospitalização pode ser necessária durante a PEAG, dependendo da intensidade da febre, da extensão das lesões cutâneas ou, por vezes, de complicações sistémicas [9], como no caso de um dos nossos doentes que foi internado por choque e de dois outros que foram internados por lesões extensas.

7. Medicamentos responsáveis pelo PEAG :

7.1. Antibióticos :

Na nossa série, os betalactâmicos foram incriminados em 6 casos, ou seja, 36% dos casos, e a terbinafina em 4 casos, ou seja, 22% dos casos. Isto não é consistente com os dados da literatura [5,14,18,42,43], onde os antibióticos betalactâmicos são os mais frequentemente implicados. Na Tunísia, um estudo descritivo retrospetivo, realizado no CNPV entre janeiro de 2000 e dezembro de 2016 [43], a PEAG foi atribuída a antibióticos em 15 doentes (42%). Na série de Frioui (29 casos) [41], a investigação etiológica encontrou uma causa medicamentosa em 19 casos, incluindo amoxicilina: 6 casos, oxacilina: 1 caso, e pristinamicina: 5 casos. Na série de Chamli et al [51], a pesquisa de farmacovigilância incriminou o papel da hidroxicloroquina em 1 caso entre 8 pacientes, oxacilina (1 caso), amoxicilina (2 casos), clindamicina (1 caso) e teicoplanina (1 caso). Os antibióticos foram também incriminados em todos os doentes com PEAG no estudo efectuado no centro de farmacovigilância de Fes [52].

7.2. Outros medicamentos :

a. Antifúngicos :

Entre os agentes antifúngicos responsáveis por PEAG, a terbinafina encabeça a lista [5,13,18,23,53]. Nos nossos doentes, foi responsável por 4 casos de PEAG. De acordo com a literatura, existem apenas cerca de trinta casos registados de PEAG induzida pela terbinafina. Caracteriza-se por um início tardio [54].

b. Paracetamol :

Publicações recentes incriminam cada vez mais o paracetamol na ocorrência de CAE [55]. De facto, 11% dos doentes incluídos na série do centro de farmacovigilância apresentaram uma PEAG secundária ao paracetamol [43] e 10,3% na série de Frioui [41]. Na nossa série, 6 doentes (31,5%) desenvolveram PEAG após a toma de paracetamol.

c. Antiepilépticos :

Os fármacos antiepilépticos estão frequentemente implicados na ocorrência de SCARs, particularmente na síndrome DRESS e, em menor grau, na PEAG [18,42]. Na série de Kort et al, a carbamazepina foi implicada em apenas um caso. Na série de Chang et al [7], a carbamazepina e a fenitoína foram implicadas em dois casos. Na nossa série, os fármacos antiepilépticos foram incriminados em três casos (15,7%), incluindo a carbamazepina em dois casos e o carbazam num único caso.

d. Outros medicamentos de exceção :

Na nossa casuística, a PEAG foi induzida pelo uso de um relaxante muscular (Decontractyl®) em um caso, um antiH2 (Famodine®) em um caso e um anti-histamínico (Atarax®) em um caso. Não foram encontrados na literatura casos de PEAG relacionados com estes fármacos.

CONCLUSÕES

A pustulose exantemática generalizada aguda (PEGA) é uma doença rara e grave, caracterizada pelo aparecimento súbito de uma erupção cutânea febril eritemato-edematosa e pustulosa. Esta erupção cutânea é frequentemente acompanhada por polinucleose neutrofílica. A PEAG pode ocorrer em qualquer idade, embora o seu aparecimento em crianças seja atípico [9]. A etiologia é induzida por medicamentos em mais de 90% dos casos. No entanto, é por vezes difícil e demorado identificar o fármaco indutor, particularmente em doentes com múltiplas medicações, especialmente porque foram relatadas outras etiologias, embora raras, para a PEAG, particularmente infecciosas ou pós-mercúrio. Os fármacos mais frequentemente responsáveis são antibióticos como os beta-lactâmicos e a pristinamicina [2,3].

A PEAG é um modelo de hipersensibilidade retardada a fármacos mediada por linfócitos T CD8 [3]. O objetivo do nosso estudo foi investigar as caraterísticas epidemiológicas, clínicas, terapêuticas e evolutivas da pustulose exantemática generalizada aguda e identificar as classes de fármacos que mais frequentemente causam esta condição, com base numa série hospitalar de 19 casos. Realizámos um estudo retrospetivo, monocêntrico e descritivo no Serviço de Dermatologia do Hospital Habib Thameur em Tunes durante 14 anos (janeiro de 2008-dezembro de 2021), registando 19 casos.Na nossa série, a incidência de pustulose exantemática generalizada aguda foi estimada em 0,9 casos por 10.000 consultas por ano, indicando a raridade desta toxidermia. A idade média foi de 44,7 anos. A AGEP pode afetar pessoas de todas as idades, com predominância em adultos jovens. As crianças também podem ser afectadas (um caso na nossa série). O rácio entre os sexos M/F foi de 0,26. A AGEP afecta principalmente as mulheres. Nas várias séries publicadas, este predomínio é frequentemente encontrado em Com exceção de algumas séries em que o rácio entre os sexos foi próximo de 1. O diagnóstico de PEAG nos nossos doentes baseou-se em critérios clínicos e paraclínicos, validados pelo score estabelecido em 2001 pelo grupo EuroSCAR. A apresentação clínica foi tipicamente eritematosa e pustulosa difusa. O envolvimento da mucosa é raramente observado no PEAG e é frequentemente limitado à mucosa oral. No entanto, na nossa série, a queilite foi observada em 4 casos e estava associada a ulcerações da língua em dois casos e dos órgãos genitais num caso. O aparecimento das lesões cutâneas foi variável, desde algumas horas a alguns dias após a toma do medicamento. Foi registada febre superior a 38°C em 13 doentes (68%) e hiperleucocitose com PNN superior a 7000 elementos/mm3 em 13 doentes (68%). Os principais fármacos implicados na génese da pustulose exantemática generalizada aguda foram os antibióticos em 12 casos (63,1%), seguidos do paracetamol em 6 casos. As caraterísticas mais comuns foram pústulas subcorneais e/ou intraepidérmicas em todos os casos, associadas a edema da papila dérmica com infiltrado de neutrófilos e, menos frequentemente, de eosinófilos (metade dos doentes). O episódio de PEAG foi inaugural em 16 doentes e uma recorrência em 3 doentes. Foi efectuado um inquérito de farmacovigilância em todos os doentes para identificar o fármaco envolvido e a pontuação de imputabilidade do efeito intrínseco do fármaco variou entre I3 provável em 10 doentes e I4 muito provável em 9 doentes. Apenas num doente foi efectuado um teste de adesivo para identificar o fármaco suspeito. Todos os doentes foram tratados com corticosteróides locais combinados com corticosteróides gerais em dois casos e anti-histamínicos em 6 casos, tendo sido descontinuado o fármaco suspeito, o que conduziu a uma boa evolução clínica. Embora raro, o PEAG continua a ser um evento de grande interesse no domínio da segurança terapêutica e da reavaliação da relação benefício-risco dos fármacos, como qualquer evento cutâneo grave. No final deste estudo, gostaríamos de salientar a importância de um diagnóstico positivo de GEP e reiterar a importância da realização de uma biópsia cutânea para a obtenção de um diagnóstico definitivo. Devemos igualmente sublinhar a importância do diagnóstico etiológico, que assenta, em primeiro lugar, num interrogatório rigoroso e, em segundo lugar, em testes cutâneos, nomeadamente em testes de contacto. Os testes cutâneos demonstraram a sua utilidade na distinção entre diferentes medicamentos suspeitos. Devem, por conseguinte, fazer parte integrante do processo de diagnóstico da AEGD.

REFERÊNCIAS

1. Baker H, Ryan TJ. Psoríase pustulosa generalizada. Um estudo clínico e epidemiológico de 104 casos. Br J Dermatol. 1968 Dec;80(12):771- 93.

2. Beylot C, Bioulac P, Doutre MS. Pustulose exantemática generalizada aguda (quatro casos). Ann DermatolVenereol. 1980 Jan;107(1):37-48.

3. Roujeau JC, Bioulac-Sage P, Bourseau C, Guillaume JC, Bernard P, Lok C, et al.Pustulose exantemática generalizada aguda. Análise de 63 casos. Arch Dermatol. 1991 Sep;127(9):1333-8.

4. Sidoroff A, Halevy S, Bavinck JN, Vaillant L, Roujeau JC. Pustulose exantemática generalizada aguda (PGEA) um padrão de reação clínica. J CutanPathol. 2001 Mar;28(3):113-9.

5. Sidoroff A, Dunant A, Viboud C, Halevy S, Bavinck JN, Naldi L, et al. Factores de risco para a pustulose exantemática generalizada aguda (PEGA) - resultados de um estudo multinacional de caso-controlo (EuroSCAR). Br J Dermatol. 2007 Nov;157(5):989-96.

6. Alniemi DT, Wetter DA, Bridges AG, El Azhary RA, Davis MD, Camilleri MJ, et al. Espustulose exantemática generalizada aguda: caraterísticas clínicas, associações etiológicas, tratamentos e resultados numa série de 28 doentes da clínica Mayo, 1996-2013. Int J Dermatol. 2017 Apr;56(4):405-14.

7. Chang SL, Huang YH, Yang CH, Hu S, Hong HS. Manifestações clínicas e caraterísticas de pacientes com pustulose exantemática generalizada aguda na Ásia. Ata Derm Venereol. 2008 Mar;88(4):363-5.

8. Choi MJ, Kim HS, Park HJ, Park CJ, Lee JD, Lee JY, et al. Manifestações clinicopatológicas de 36 doentes coreanos com espustulose exantemática generalizada aguda: uma série de casos e revisão da literatura. Ann Dermatol. 2010 May;22(2):163-9.

9. Hotz C, Valeyrie Allanore L, Haddad C, Bouvresse S, Ortonne N, Duong TA, et al. Envolvimento sistémico da pustulose exantemática generalizada aguda: um estudo retrospetivo de 58 doentes. Br J Dermatol. 2013 Dec;169(6):1223-32.

10. Thienvibul C, Vachiramon V, Chanprapaph K. Revisão retrospetiva de cinco anos de pustulose exantemática generalizada aguda. Dermatol Res Pract. 2015 Dec;2015:260928.

11. Hoetzenecker W, Nageli M, Mehra ET, Jensen AN, Saulite I, Schmid GrendelmeierP, et al. Adverse cutaneous drug eruptions: current understanding. Semin Immunopathol. 2016 Jan;38(1):75-86.

12. Moreno Arrones OM, CarrilloGijon R, Sendagorta E, RiosBuceta L. Pustulose exantemática generalizada aguda simulando síndrome de Stevens-Johnson / necrólise epidérmica tóxica associada ao uso de vismodegib. JAAD Case Rep. 2018 Jan;4(2):123-5.

13. Peermohamed S, Haber RM. Pustulose exantemática generalizada aguda simulando necrólise epidérmica tóxica: relato de um caso e revisão da literatura. Arch Dermatol. 2011 Jun;147(6):697-701.

14. Kostopoulos TC, Krishna SM, Brinster NK, OrtegaLoayza AG. Pustulose exantemática generalizada aguda: apresentações atípicas e resultados. J EurAcad Dermatol Venereol. 2015 Feb;29(2):209-14.

15. Szatkowski J, Schwartz RA. Pustulose exantemática generalizada aguda (PGEA): uma revisão e atualização. J Am AcadDermatol. 2015 Nov;73(5):843-8.

16. Bégaud B, Evreux JC, Jouglard J, Lagier G. Imputabilidade dos efeitos inesperados ou tóxicos dos medicamentos. Atualização do método utilizado em França. Therapie. Mar 1985;40(2):111-8.

17. Machet L, Martin L, Vaillant L. Pustulose exantemática generalizada aguda. Ann Dermatol Venereol. 2001 Jan;128(1):73-9.

18. Sidoroff A. Acute generalized exanthematous pustulosis. Chem Immunol Allergy. 2012May;97:139-48.

19. Barbaud A, Reichertpenetrat S, Trechot P, Jacquin Petit MA, Ehlinger A, Noirez V, et al. The use of skin testing in the investigation of cutaneous adverse drug reactions. Br J Dermatol. 1998 Jul;139(1):49-58.

20. Souissi A. Les réactions cutanées aux médicaments à propos d'une série hospitalière de 28 cas [dissertação: medicina]. Tunis: Université de Tunis El Manar; 2005.

21. Kort R. La pustulose exanthématique aigue généralisée : étude de 22 cas [mémoire : médecine]. Tunis: Universidade de Tunis El Manar; 2008.

22. Bonnetblanc JM. Reacções cutâneas a medicamentos em crianças. Ann Dermatol Venereol. Dez 1997;124(4):339-45.

23. Ersoy S, Paller AS, Mancini AJ. Pustulose exantemática generalizada aguda em crianças. Arch Dermatol. 2004 Sep;140(9):1172-3.

24. Fernando SL. Pustulose exantemática generalizada aguda. Australas J Dermatol. 2012 May;53(2):87-92.

25. Choon SE, Der YS, Lai NL, Yu SE, Yap XL, Nalini NM. Caraterísticas clínicas, medicamentos culpados e resultados de pacientes com pustulose exantemática generalizada aguda atendidos no Hospital Sultanah Aminah, Johor Bahru. Med J Malaysia. 2018 Aug;73(4):220-5.

26. De A, Das S, Sarda A, Pal D, Biswas P. Pustulose exantemática generalizada aguda: uma atualização. Indian J Dermatol. 2018 Jan;63(1):22-9.

27. Mebazaa A, kort R, Zaiem A, Elleuch D. Pustulose exantemática generalizada aguda: estudo de 22 casos. Rev La tunisie medicale. 2010 dezembro.88(12):910_5

28. Guevara Gutierrez E, Uribejimenez E, Diazcanchola M, Tlacuiloparra A. Pustulose exantemática generalizada aguda: relato de 12 casos e revisão da literatura.Int J Dermatol. 2009 Mar;48(3):253-8.

29. Speeckaert MM, Speeckaert R, Lambert J, Brochez L. Espustulose exantemática generalizada aguda: uma visão geral da clínica, conceitos imunológicos e de diagnóstico. Eur J Dermatol. 2010 Jul;20(4):425-33.

30. Feldmeyer L, Heidemeyer K, Yawalkar N. Pustulose exantemática generalizada aguda: patogénese, antecedentes genéticos, variantes clínicas e

terapia. Int J Mol Sci. 2016 Jul;17(8):1214.
31. Schlapbach C, Zawodniak A, Irla N, Adam J, Hunger RE, Yerly D, et al. As células NKp46+ expressam granulysin em múltiplas reacções cutâneas adversas a medicamentos. Allergy. 2011 Nov;66(11):1469-76.
32. Schmid S, Kuechler PC, Britschgi M, Steiner UC, Yawalkar N, Limat A, et al. Acute generalized exanthematous pustulosis: role of cytotoxic T cells in pustule formation. Am J Pathol. 2002 Dec;161(6):2079-86.
33. Mashiah J, Brenner S. A systemic reaction to patch testing for the evaluation of acute generalized exanthematous pustulosis. Arch Dermatol. 2003 Sep;139(9):1181-3.
34. Bernard PH, Lizieuxparneix V, Miossec V. HLA e predisposição genética na pustulose exantemática generalizada aguda (PGEA) e no exantema maculopapular (EMA). Ann Dermatol Venereol. Mar 1995;122:38-9.
35. McCormack M, Alfirevic A, Bourgeois S, Farrell JJ, Kasperaviciute D, CarringtonM, et al. HLA-A*3101 and carbamazepine-induced hypersensitivity reactions in europeans. N Engl J Med. 2011 Mar;364(12):1134-43.
36. Li X, Chen M, Fu X, Zhang Q, Wang Z, Yu G, et al. Análise de mutação do geneIL36RN em pacientes chineses com psoríase pustulosa generalizada com/sem psoríase vulgar. J Dermatol Sci. 2014 Nov;76(2):132-8.
37. Nakai N, Sugiura K, Akiyama M, Katoh N. Pustulose exantemática generalizada aguda causada por fosfato de dihidrocodeína num doente com psoríase vulgar e uma mutação IL36RN heterozigótica. JAMA Dermatol. 2015 Mar;151(3):311-5.
38. Adler NR, Aung AK, Ergen EN, Trubiano J, Goh MS, Phillips EJ. Avanços recentes na compreensão das reacções adversas cutâneas graves. Br J Dermatol. 2017 Nov;177(5):1234-47.
39. Moling O, Perino F, Piccin A. Pustulose exantemática generalizada aguda com caraterísticas sobrepostas de necrólise epidérmica tóxica/Síndrome de Stevens-Johnson. Int J Dermatol. 2014 Jan;53(1):27-8.
40. Leclair MA, Maynard B, Saint Pierre C. Espustulose exantemática

generalizada aguda com disfunção orgânica grave. Can Med Assoc J. 2009 Sep;181(6):393-6.

41. Frioui R, Amina A, Tabka M, Jouini W, Mokni S. Pustulose exantemática generalizada aguda: uma série hospitalar de 29 casos. Rev Med interne. setembro de 2021;42:206.

42. Teo YX, Walsh SA. Reacções adversas graves a medicamentos. Clin Med. 2016 Feb;16(1):79-83.

43. Harbaoui S. La pustulose exanthématique aigue généralisée: diagnostic clinique et imputabilité médicamenteuse [dissertação: medicina]. Túnis: Universidade de Túnis El Manar; 2019.

44. Halevy S, Kardaun SH, Davidovicci B, Wechsler J. The spectrum ofhistopathological features in acute generalized exanthematous pustulosis: astudy of 102 cases. Br J Dermatol. 2010 Dec;163(6):1245-52.

45. Vigarios E, Tournier E, Pouessel D, Cohen E, Sibaud V. Lesões orais de exanthematouspustulosis acutegeneralized. Int J Dermatol. 2017 Dec;56(12):1465-7.

46. Defo D, Martin L, Esteve E, Padonou F. Pustulose exantemática generalizada aguda: estudo de 22 casos. Ann Dermatol Venereol. maio de 2007;134:33-4.

47. Syrigou E, Grapsa D, Charpidou A, Syrigos K. Pustulose exantemática generalizada aguda induzida por amoxicilina/ácido clavulânico: Relato de um caso que se apresenta com linfadenopatia generalizada. J Cutan Med Surg. 2015 Nov;19(6):592-4.

48. Barbaud A, Collet E, Milpied B, Assier H, Staumont D, Avenel Audran M, et al. Um estudo multicêntrico para determinar o valor e a segurança dos testes de adesivos para as três principais classes de reacções cutâneas adversas graves a medicamentos. Br J Dermatol. 2013 Mar;168(3):555-62.

49. Walsh S, Creamer D. A diagnostic challenge: acute generalized exanthematous pustulosis or pustular psoriasis due to terbinafine: comment. Clin

Exp Dermatol. 2012 Dec;37(8):919.
50. Cho YT, Chu CY. Tratamentos para reacções adversas cutâneas graves. J Immunol Res. 2017 Dez;2017:1503709.
51. Chamli A, Litaiem N, Khammouma F, Karray M. Pustulose exantemática generalizada aguda: uma série de 8 casos. Rev Med Interne. outubro de 2021;42:199-206.
52. Ross CL, Shevchenko A, Mollanazar NK, Hsu S, Motaparthi K. Pustulose exantemática generalizada aguda devida à terbinafina. Dermatol Ther. 2018 Jul;31(4):e12617.
53. Gara S, Zaouak A, Hammami H, Fenniche S. Terbinafine-induced acute generalised exanthematous pustulosis. Rev Med Interne. outubro de 2021;42:95-206.
54. Boccaletti V, Cortelazzi C, Fantini C, Tognetti E, Fabrizi G, Pagliarello C, et al. Pustulose exantemática generalizada aguda após ingestão de paracetamol numa criança. Pediatr Allergy Immunol. 2015 Jun;26(4):391-2.
55. Ingen-Housz-Oro S, Duong TA, De Prost N, Colin A, Fardet L, Lebrun Vignes B e al. Tratamento da toxidermiaAnn DermatolVenereol.2018;145(6):454-67.

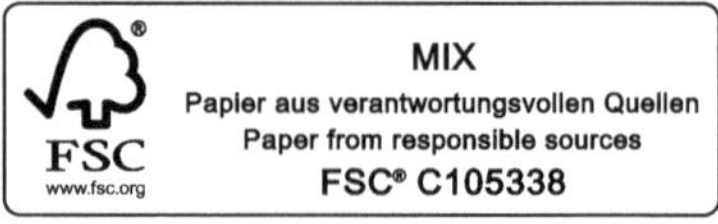

Printed by Books on Demand GmbH, Norderstedt / Germany